Schilddrüsen kochbuch für Anfänger

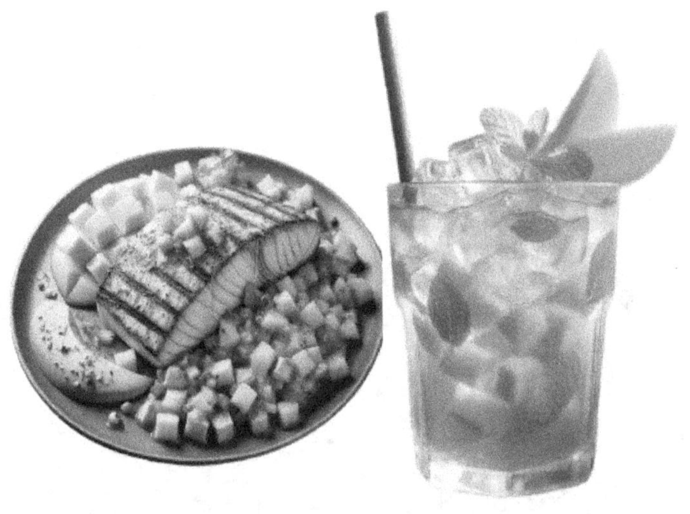

Lanita Cruz

Copyright © 2024 von Lanita Cruz

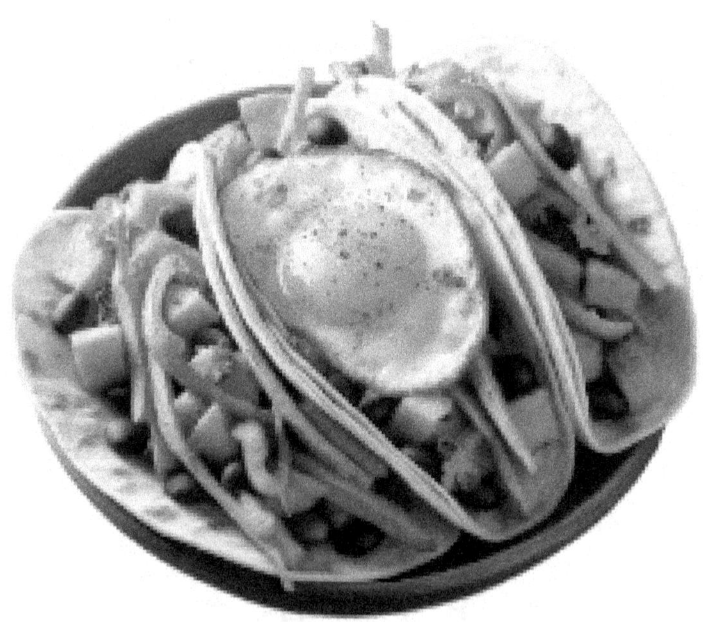

INHALTSVERZEICHNIS

Haftungsausschluss

Die in diesem Kochbuch bereitgestellten Informationen dienen ausschließlich Bildungs- und Informationszwecken. Es ist nicht als Ersatz für professionelle medizinische Beratung, Diagnose oder Behandlung gedacht.

Lassen Sie sich bei Fragen zu einer Erkrankung stets von Ihrem Arzt oder einem anderen qualifizierten Gesundheitsdienstleister beraten.

Die enthaltenen Rezepte und Ernährungsvorschläge basieren auf allgemeinen Grundsätzen und sind möglicherweise nicht für jeden geeignet.

Die individuellen Ernährungsbedürfnisse und Gesundheitszustände variieren und es ist wichtig, einen Arzt zu konsultieren, bevor Sie wesentliche Änderungen an Ihrer Ernährung vornehmen.

Autor und Herausgeber lehnen jede Verantwortung für etwaige Auswirkungen ab, die direkt oder indirekt aus der Nutzung oder dem Missbrauch der in diesem Kochbuch bereitgestellten Informationen resultieren.

Einführung

Fühlen Sie sich trotz ausreichend Schlaf ständig erschöpft? Kämpfen Sie mit einer unerklärlichen Gewichtszunahme oder der Unfähigkeit, Ihre hartnäckigen Pfunde zu verlieren?

Wenn Gehirnnebel, trockene Haut, schütteres Haar und extreme Müdigkeit zu Ihrer neuen Normalität geworden sind, könnte es an Ihrer Schilddrüse liegen, die um Hilfe schreit.

Obwohl Ihre Schilddrüse winzig klein ist, spielt sie eine wichtige Rolle bei der Regulierung Ihres Stoffwechsels, Ihres Energieniveaus, Ihrer Temperatur, Ihrer Stimmung und vielem mehr.

Wenn etwas aus dem Gleichgewicht gerät, ist jeder Aspekt Ihres Lebens betroffen. Da ist das **Schilddrüsen-Kochbuch für Anfänger** kommt herein, um den Tag zu retten!

Dieses Buch dient als Ihr umfassender Leitfaden zur Verwendung von Nahrungsmitteln als schilddrüsenunterstützende Medizin. Vollgepackt mit köstlichen Rezepten, die perfekt auf Menschen mit Schilddrüsenunterfunktion, Hashimoto und anderen Schilddrüsenproblemen zugeschnitten sind, werden Sie endlich erleben, wie es sich anfühlt, wieder strahlend gesund zu sein.

Stellen Sie sich eine Welt vor, in der Sie mühelos köstliche Mahlzeiten zubereiten könnten, die Ihren Körper nähren, Ihre Schilddrüsenfunktion unterstützen und Ihre allgemeine Lebensqualität verbessern.

Dieses Buch ist Ihr Kompass, der Sie durch die Prinzipien der Schilddrüsendiät, die Vorteile, die sie mit sich bringen kann, und gesunde, köstliche Rezepte führt, die Ihren Gaumen verwöhnen und gleichzeitig Ihre Schilddrüse pflegen.

Jedes Rezept wird sorgfältig zusammengestellt, um die perfekte Balance aus Nährstoffen, Aromen und schilddrüsenfreundlichen Zutaten zu gewährleisten.

Dieses Buch geht weit über reine Rezepte hinaus. Sie erhalten das grundlegende Ernährungswissen zur alleinigen Behandlung von Hypothyreose, Hashimoto und anderen Schilddrüsenerkrankungen.

Erfahren Sie, welche Lebensmittel Sie meiden sollten, da sie Entzündungen und die Schilddrüsenfunktion verschlimmern, und welche Sie für einen vollständigen Neustart Ihrer Ernährung eindecken sollten.

Mit hilfreichen Ratgebern, Einkaufslisten, einem 30-Tage-Ernährungsplan und vielem mehr war es noch nie einfacher, einen gesunden Lebensstil für die Schilddrüse zu schaffen. Wenn Sie endlich bereit sind, sich gegen Ihre Schilddrüsensymptome/-probleme richtig zu ernähren, machen Sie dieses Kochbuch zu Ihrem Begleiter!

Ganz gleich, ob Sie Schilddrüsenbeschwerden in den Griff bekommen, Ihren Stoffwechsel unterstützen oder einfach nur Ihr Wohlbefinden steigern möchten, in diesem Kochbuch ist für jeden etwas dabei.

Worauf wartest du?
Schnappen Sie sich Ihre Schürze, schärfen Sie Ihre Messer und machen Sie sich bereit für eine Kochreise, die Ihren Körper nährt, Ihre Sinne erfreut und Ihnen ein Gefühl von Lebendigkeit und Energie verleiht.

Lieber Leser, blättern Sie um. Lasst uns gemeinsam kochen, heilen und das Leben genießen!

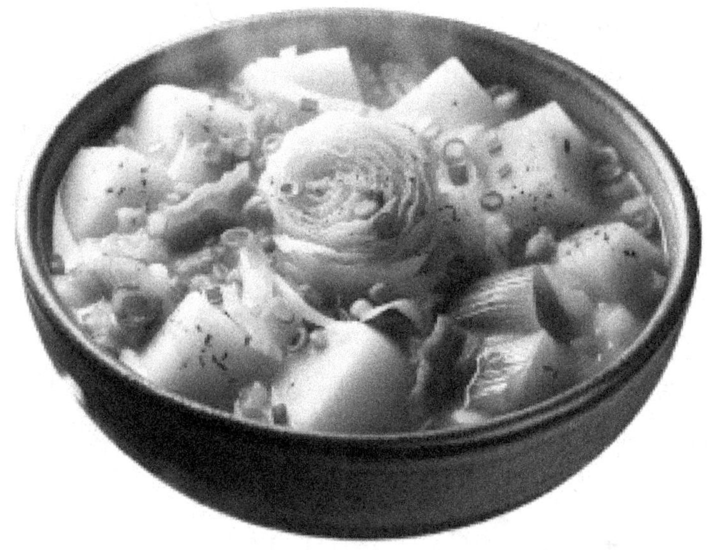

KAPITEL 1

Prinzipien der Schilddrüsendiät

1. **Balancieren Sie Ihre Nährstoffe:** Ihre Schilddrüse benötigt ein Gleichgewicht an Nährstoffen, insbesondere Jod, Selen und Zink. Stellen Sie sicher, dass Ihre Mahlzeiten abgerundet sind, um die Schilddrüsenfunktion zu unterstützen.

2. **Wählen Sie Vollwertkost:** Verarbeitete Lebensmittel können die Gesundheit der Schilddrüse beeinträchtigen. Konzentrieren Sie sich auf vollwertige, unverarbeitete Lebensmittel, die reich an Antioxidantien und Ballaststoffen sind, damit Ihre Schilddrüse reibungslos funktioniert.

3. **Kropfstoffe regulieren:** Lebensmittel wie Soja und Kreuzblütler enthalten Kropfstoffe, die die Schilddrüsenfunktion beeinträchtigen können. Sie können diese weiterhin genießen, allerdings in Maßen und gekocht, um ihre Wirkung zu reduzieren.

4. **Nutzen Sie gesunde Fette:** Scheuen Sie sich nicht vor gesunden Fetten. Sie sind wichtig für den Hormonhaushalt und können dabei helfen, Ihr Gewicht und Ihr Energieniveau zu kontrollieren.

5. **Trinke genug:** Die richtige Flüssigkeitszufuhr wird oft übersehen. Wasser hilft bei der Entgiftung und sorgt für einen optimalen Stoffwechsel.

6. **Begrenzen Sie Gluten und Milchprodukte:** Viele finden eine Linderung der Schilddrüsenbeschwerden, indem sie die Aufnahme von Gluten und Milchprodukten reduzieren. Entwickeln Sie ein Gespür für die Bedürfnisse Ihres Körpers und nehmen Sie bei Bedarf Anpassungen vor.

7. **Vermeiden Sie Giftstoffe:** Giftstoffe aus der Umwelt und der Nahrung können Ihre Schilddrüse schädigen. Wählen Sie nach Möglichkeit Bio-Produkte und minimieren Sie die Belastung durch Chemikalien.

Wenn Sie sich an diese Grundsätze halten, essen Sie nicht nur; Sie fördern Ihre Schilddrüse und damit Ihr gesamtes

Wohlbefinden. Denken Sie beim Umblättern jeder Seite an diese Grundlagen – sie sind das Fundament Ihres Weges zur Vitalität.

Vorteile der Schilddrüsendiät

1. **Verbesserte Stoffwechselfunktion:** Ihre Schilddrüse ist der Maestro Ihres Stoffwechsels.

   Durch die Einhaltung der Schilddrüsendiät optimieren Sie die Stoffwechselprozesse Ihres Körpers, was möglicherweise zu einem besseren Energieniveau und einer besseren Gewichtskontrolle führt.

2. **Ausgewogener Hormonspiegel:** Die in dieser Diät hervorgehobenen Nährstoffe unterstützen die Produktion und das Gleichgewicht von Schilddrüsenhormonen, was dazu beitragen kann, Ihre Stimmung und Energie den ganzen Tag über zu stabilisieren.

3. **Reduzierte Entzündung:** Entzündungshemmende Lebensmittel in der Schilddrüsendiät können Entzündungen lindern, die häufig mit

Schilddrüsenerkrankungen einhergehen, wodurch Beschwerden reduziert und die allgemeine Gesundheit gefördert werden.

4. **Verbesserte Verdauungsgesundheit:** Der Fokus auf ballaststoffreiche Lebensmittel fördert die Verdauung, was wichtig ist, da die Darmgesundheit eng mit der Schilddrüsenfunktion und der Immunantwort verknüpft ist.

5. **Stärkeres Immunsystem:** Das nährstoffreiche Profil der Diät stärkt Ihr Immunsystem und schützt Sie vor Krankheiten, die die Gesundheit der Schilddrüse weiter beeinträchtigen könnten.

6. **Bessere Lebensqualität:** Wenn die Symptome unter Kontrolle sind und die Energie zurückgewonnen ist, werden Sie neue Lebensfreude empfinden und Aktivitäten genießen, die Sie lieben, ohne die Belastung durch schilddrüsenbedingte Müdigkeit

Lebensmittel zum Essen

Meeresfrüchte: Meeresfrüchte wie Fisch, Algen und Schalentiere sind reich an Jod und Omega-3-Fettsäuren und können bei der Produktion von Schilddrüsenhormonen helfen.

Nüsse und Samen: Mandeln, Leinsamen und Chiasamen sind ausgezeichnete Quellen für Selen, einen Nährstoff, der für die Schilddrüsenfunktion wichtig ist.

Früchte und Gemüse: Obst wie Beeren und Gemüse wie Spinat und Paprika sind reich an Antioxidantien und Vitaminen und unterstützen die allgemeine Gesundheit und die Schilddrüsenfunktion.

Vollkorn: Lebensmittel wie Quinoa, brauner Reis und Hafer liefern Ballaststoffe, die die Verdauung unterstützen – ein wichtiger Prozess, der träge sein kann, wenn Ihre Schilddrüse nicht optimal funktioniert.

Schlanke Proteine: Huhn, Truthahn und Hülsenfrüchte sind nicht nur gut für den Erhalt der Muskelmasse, sondern auch wichtig für die Gesundheit der Schilddrüse.

Molkerei: Entscheiden Sie sich für fettarme oder fettfreie Optionen, um Ihre Dosis Jod und Vitamin D ohne zusätzliches Fett zu erhalten.

Lebensmittel zu vermeiden

Übermäßige Sojaprodukte: Begrenzen Sie den Verzehr von Sojaprodukten wie Sojamilch, Tofu und Fleischersatzprodukten auf Sojabasis, da diese Verbindungen enthalten, die die Produktion von Schilddrüsenhormonen beeinträchtigen können.

Gluten (falls empfindlich): Wenn Sie an einer Glutenunverträglichkeit oder Zöliakie leiden, sollten Sie die Reduzierung oder den Verzicht auf glutenhaltige Getreidesorten wie Weizen, Gerste und Roggen in Betracht ziehen, da diese bei manchen Personen zu Entzündungen und Schilddrüsenfunktionsstörungen führen können.

Verarbeitete Lebensmittel: Minimieren Sie den Verzehr verarbeiteter Lebensmittel, einschließlich verpackter Snacks, zuckerhaltiger Leckereien und Fast Food, da diese oft einen hohen Anteil an zugesetztem Zucker, ungesunden Fetten und künstlichen Zusatzstoffen enthalten, die sich negativ auf die allgemeine Gesundheit und die Schilddrüsenfunktion auswirken können.

Getränke mit hohem Zuckergehalt:

Vermeiden Sie zuckerhaltige Getränke wie Limonade, Fruchtsäfte mit Zuckerzusatz, Energy-Drinks sowie gesüßte Kaffee- oder Teegetränke, da diese zu Entzündungen, Gewichtszunahme und Energieungleichgewichten beitragen können.

Trans-Fette:

Vermeiden Sie Lebensmittel mit hohem Transfettgehalt wie frittierte Lebensmittel, Margarine und handelsübliche Backwaren, da diese Entzündungen verstärken, den Cholesterinspiegel erhöhen und die Schilddrüsenfunktion negativ beeinflussen können.

Übermäßiger Alkohol:

Begrenzen Sie den Alkoholkonsum, da übermäßiger Alkoholkonsum die Produktion und den Stoffwechsel der Schilddrüsenhormone beeinträchtigen und zu Ungleichgewichten und potenziellen Gesundheitsproblemen führen kann.

Umfassende Einkaufsliste für die Schilddrüsendiät

Proteine:

- Hühnerbrust
- Truthahnbrust
- Fisch (Lachs, Makrele, Sardinen)
- Schalentiere (Garnelen, Jakobsmuscheln)
- Eier
- Tofu
- Hülsenfrüchte (Linsen, Kichererbsen, schwarze Bohnen)

Jodreiche Lebensmittel:

- Meeresfrüchte (Kabeljau, Thunfisch, Garnelen, Algen)
- Milchprodukte (Milch, Joghurt, Käse)
- Jodiertes Salz

Selenquellen:

- Paranuss
- Sonnenblumenkerne
- Eier
- Geflügel (Huhn, Truthahn)

Gesunde Fette:

- Avocados
- Olivenöl
- Nüsse (Mandeln, Walnüsse, Pistazien)
- Samen (Leinsamen, Chiasamen, Kürbiskerne)
- Fetter Fisch (Lachs, Makrele)

Früchte:

- Beeren (Blaubeeren, Erdbeeren, Himbeeren)
- Zitrusfrüchte (Orangen, Zitronen, Limetten)
- Äpfel
- Bananen
- Kiwi

Gemüse:

- Blattgemüse (Spinat, Grünkohl, Mangold)
- Kreuzblütlergemüse (Brokkoli, Blumenkohl, Rosenkohl)
- Möhren
- Paprika
- Tomaten
- Gurken

Vollkorn:

- Quinoa
- brauner Reis
- Hafer
- Weizenvollkornbrot
- Gerste

Milchalternativen (bei Laktoseintoleranz):

- Mandelmilch
- Kokosmilch
- Sojamilch (in Maßen)

Kräuter und Gewürze:

- Kurkuma
- Ingwer
- Zimt
- Knoblauch
- Basilikum
- Oregano
- Rosmarin

KAPITEL 2

Frühstücksrezepte für die Schilddrüsendiät

Nussige Hanfsamen-Frühstückskekse

- **Vorbereitungszeit:** 20 Minuten
- **Dient:** 12 Kekse

Zutaten:

- 1 Tasse Haferflocken
- 1/2 Tasse Hanfsamen
- 1/4 Tasse Mandelbutter
- 1/4 Tasse Honig oder Ahornsirup
- 1/4 Tasse gehackte Nüsse (wie Mandeln und Walnüsse)
- 1/4 Tasse getrocknete Preiselbeeren oder Rosinen
- 1 Teelöffel Vanilleextrakt
- 1/2 Teelöffel gemahlener Zimt
- Prise Salz

Nährwert-Information: Pro Portion - Kalorien: 150 | Protein: 4g | Fett: 8g | Kohlenhydrate: 16g | Ballaststoffe: 2g | Zucker: 8g

Anweisungen:

1. Heizen Sie Ihren Backofen auf 350 °F (175 °C) vor und legen Sie ein Backblech mit Backpapier aus, um das Backen vorzubereiten.

2. In einer großen Rührschüssel Haferflocken, Hanfsamen, gehackte Nüsse, getrocknete Preiselbeeren (oder Rosinen), gemahlenen Zimt und eine Prise Salz vermischen.

3. In einer separaten Schüssel Mandelbutter, Honig (oder Ahornsirup) und Vanilleextrakt verrühren, bis eine glatte, gut vermischte Masse entsteht.

4. Die feuchten Zutaten zu den trockenen Zutaten geben und vermischen, bis alles gut vermischt ist und ein Teig entsteht.

5. Nehmen Sie esslöffelgroße Teigportionen, legen Sie diese auf das vorbereitete Backblech und drücken Sie sie mit den Fingern leicht flach.

6. Im vorgeheizten Ofen 12–15 Minuten backen oder bis die Ränder goldbraun sind, um den perfekten Gargrad zu erkennen.

7. Nehmen Sie die Kekse aus dem Ofen und lassen Sie sie 5 Minuten lang auf dem Backblech abkühlen, bevor Sie sie zum vollständigen Abkühlen auf einen Rost legen.

Serviervorschläge:

- Servieren Sie diese Kekse mit einem Glas Mandelmilch oder einer Tasse Kräutertee für ein schnelles und nahrhaftes Frühstück für unterwegs.

Sardinensalat auf Roggencrackern

- **Vorbereitungszeit:** 15 Minuten
- **Dient:** 2

Zutaten:

- 1 Dose (3,75 oz) Sardinen in Olivenöl, abgetropft
- 1/4 Tasse griechischer Joghurt
- 1 Esslöffel Zitronensaft
- 1 Esslöffel gehackte frische Petersilie
- 1 Esslöffel gehackte rote Zwiebel
- Salz und Pfeffer nach Geschmack

- Roggencracker oder Vollkorncracker

Nährwert-Information: Pro Portion - Kalorien: 180 | Protein: 15g | Fett: 8g | Kohlenhydrate: 10g | Ballaststoffe: 2g | Zucker: 2g

Anweisungen:

1. In einer Schüssel die abgetropften Sardinen, griechischen Joghurt, Zitronensaft, gehackte Petersilie und gehackte rote Zwiebeln vermischen. Zum Kombinieren gut vermischen.

2. Den Sardinensalat mit Salz und Pfeffer abschmecken.

3. Verteilen Sie die Sardinensalatmischung auf Roggencrackern oder Vollkorncrackern.

4. Sofort servieren und genießen!

Serviervorschläge:

- Kombinieren Sie diesen herzhaften Salat mit Roggencrackern und gemischtem Gemüse in einer leichten Vinaigrette für ein ausgewogenes und sättigendes Frühstück

Frühstückstacos mit Süßkartoffeln und schwarzen Bohnen

- **Vorbereitungszeit:** 25 Minuten
- **Dient:** 2

Zutaten:

- 1 große Süßkartoffel, geschält und gewürfelt
- 1/2 Tasse schwarze Bohnen aus der Dose (abgespült und abgetropft)
- 2 Esslöffel Olivenöl
- 1 Teelöffel Chilipulver
- 1/2 Teelöffel gemahlener Kreuzkümmel
- Salz und Pfeffer nach Geschmack
- 4 kleine Mais- oder Vollkorn-Tortillas
- 2 Eier
- Salsa, Avocadoscheiben und Koriander zum Servieren

Nährwert-Information: Pro Portion - Kalorien: 380 | Protein: 15g | Fett: 15g | Kohlenhydrate: 50g | Ballaststoffe: 10g | Zucker: 6g

Anweisungen:

1. Heizen Sie Ihren Backofen auf 400 °F (200 °C) vor.

2. Die gewürfelten Süßkartoffeln mit Olivenöl, Chilipulver, Kreuzkümmel, Salz und Pfeffer auf einem Backblech vermengen und 20 Minuten im Ofen rösten, bis sie weich sind.

3. In einer Pfanne die schwarzen Bohnen bei mittlerer Hitze erhitzen, bis sie durchgewärmt sind.

4. Kochen Sie die Eier in einer anderen Pfanne bis zum gewünschten Gargrad (Rührei, Spiegelei oder pochiert).

5. Erwärmen Sie die Tortillas in einer trockenen Pfanne oder Mikrowelle.

6. Stellen Sie die Tacos zusammen, indem Sie geröstete Süßkartoffeln und schwarze Bohnen auf jede Tortilla legen.

7. Mit gekochten Eiern, Salsa, Avocadoscheiben und Koriander belegen.

8. Sofort servieren und Ihre Frühstückstacos mit Süßkartoffeln und schwarzen Bohnen genießen!

Serviervorschläge:

- Servieren Sie diese würzigen Tacos mit einer Beilage frischer Salsa, geschnittener Avocado und einer Prise Koriander.

Paleo Red Flannel Hash

- **Vorbereitungszeit:** 30 Minuten
- **Dient:** 2

Zutaten:

- 1 große Süßkartoffel, geschält und gewürfelt
- 1 Rote Bete, geschält und gewürfelt
- 1/2 rote Zwiebel, gewürfelt
- 2 Esslöffel Kokosöl
- 2 Knoblauchzehen, gehackt
- 1/2 Teelöffel Paprika
- Salz und Pfeffer nach Geschmack
- 2 Eier (optional)
- Frische Petersilie zum Garnieren

Nährwert-Information: Pro Portion - Kalorien: 280 | Protein: 6g | Fett: 15g | Kohlenhydrate: 32g | Faser: 6g | Zucker: 10g

Anweisungen:

1. Erhitzen Sie das Kokosöl in einer Pfanne bei mittlerer Hitze und geben Sie gewürfelte Süßkartoffeln, Rüben und rote Zwiebeln in die Pfanne.

2. Kochen, bis das Gemüse weich ist, was etwa 15–20 Minuten dauert.

3. Gehackten Knoblauch, Paprika, Salz und Pfeffer unterrühren. Weitere 2-3 Minuten kochen lassen.

4. Falls gewünscht, Vertiefungen in das Haschisch formen und Eier in die Vertiefungen aufschlagen. Decken Sie die Pfanne ab und kochen Sie, bis die Eier nach Ihren Wünschen gekocht sind.

5. Vor dem Servieren mit frischer Petersilie garnieren.

Serviervorschläge:

- Genießen Sie dieses herzhafte Haschisch mit einer Beilage Rührei oder pochiertem Ei für zusätzliches Protein.

Eier mit sautierten Schalotten und Gemüse

- **Vorbereitungszeit:** 15 Minuten
- **Dient:** 2

Zutaten:

- 4 Eier
- 1 Esslöffel Olivenöl
- 2 Schalotten, in dünne Scheiben geschnitten

- 2 Tassen gemischtes Gemüse (Spinat, Grünkohl, Mangold)
- Salz und Pfeffer nach Geschmack
- Rote Paprikaflocken (optional)
- Frische Kräuter zum Garnieren (wie Petersilie und Schnittlauch)

Nährwert-Information: Pro Portion - Kalorien: 220 | Protein: 13g | Fett: 16g | Kohlenhydrate: 5g | Ballaststoffe: 1g | Zucker: 2g

Anweisungen:

1. In einer Pfanne Olivenöl bei mittlerer Hitze erhitzen, dünn geschnittene Schalotten in die Pfanne geben und anbraten, bis sie weich und leicht goldbraun sind.

2. Geben Sie das gemischte Gemüse in die Pfanne und kochen Sie es etwa 3–4 Minuten lang, bis es zusammengefallen ist.

3. Machen Sie Vertiefungen im Grün und schlagen Sie die Eier hinein.

4. Eier mit Salz, Pfeffer und Paprikaflocken (falls verwendet) würzen.

5. Decken Sie die Pfanne ab und kochen Sie, bis die Eier nach Ihren Wünschen gekocht sind (ca. 3–5 Minuten für flüssiges Eigelb).

6. Vor dem Servieren mit frischen Kräutern garnieren.

Serviervorschläge:

- Servieren Sie es zusammen mit Vollkorntoast oder einer Scheibe knusprigem Brot für ein gesundes Frühstück.

Pikante Spinat-Feta-Haferflocken-Bowl

- **Vorbereitungszeit:** 15 Minuten
- **Dient:** 2

Zutaten:

- 1 Tasse Haferflocken
- 2 Tassen Wasser oder Gemüsebrühe
- 2 Tassen frischer Spinat, gehackt
- 1/4 Tasse zerbröckelter Feta-Käse
- 2 Esslöffel Olivenöl
- Salz und Pfeffer nach Geschmack
- Rote Paprikaflocken (optional)

- Gehackte frische Kräuter zum Garnieren (z. B. Petersilie oder Dill)

Nährwert-Information: Pro Portion - Kalorien: 250 | Protein: 8g | Fett: 12g | Kohlenhydrate: 28g | Ballaststoffe: 5g | Zucker: 1g

Anweisungen:

1. In einem Topf Wasser oder Gemüsebrühe zum Kochen bringen.
2. Haferflocken einrühren und die Hitze auf eine niedrige Stufe reduzieren. Haferflocken nach Packungsanleitung cremig kochen.
3. In einer separaten Pfanne Olivenöl bei mittlerer Hitze erhitzen, gehackten Spinat in die Pfanne geben und anbraten, bis er zusammenfällt.
4. Sautierten Spinat unter die gekochten Haferflocken rühren.
5. Zerkrümelten Feta-Käse zu den Haferflocken geben und verrühren.
6. Fügen Sie Salz und Pfeffer hinzu und passen Sie die Würze mit roten Pfefferflocken an (optional).
7. Die herzhaften Haferflocken in Schüsseln servieren und mit gehackten frischen Kräutern garnieren.

Serviervorschläge:

- Servieren Sie es mit einer Beilage Avocadoscheiben oder einem pochierten Ei für zusätzliches Protein und Geschmack.

Lachssalat-Wraps mit Avocado und Kapern

- **Vorbereitungszeit:** 15 Minuten
- **Dient:** 2

Zutaten:

- 4 große Salatblätter (z. B. Römer- oder Buttersalat)
- 4 Unzen Lachs (geräucherter Lachs)
- 1 Avocado, in Scheiben geschnitten
- 2 Esslöffel Kapern
- 1 Esslöffel Frischkäse oder griechischer Joghurt (optional)
- Zitronenschnitze zum Servieren
- Frischer Dill oder Petersilie zum Garnieren

Nährwert-Information: Pro Portion - Kalorien: 250 | Protein: 18g | Fett: 15g | Kohlenhydrate: 10g | Faser: 6g | Zucker: 2g

Anweisungen:

1. Legen Sie die Salatblätter auf eine ebene Fläche.

2. Den Lachs gleichmäßig auf die Salatblätter verteilen.

3. Belegen Sie jedes Salat-Wrap mit Avocadoscheiben und Kapern.

4. Bei Verwendung eine dünne Schicht Frischkäse oder griechischen Joghurt auf den Salatblättern verteilen, bevor Sie den Belag hinzufügen.

5. Für zusätzlichen Geschmack frischen Zitronensaft über die Wraps pressen.

6. Mit frischem Dill oder Petersilie garnieren.

7. Rollen Sie die Salatblätter zu köstlichen Wraps zusammen.

Serviervorschläge:

- Kombinieren Sie sie mit einer Beilage frischem Obst oder einem kleinen grünen Salat für eine komplette Mahlzeit.

Mittagsrezepte für die Schilddrüsendiät

Buchweizengrütze mit sautierten Pilzen und Grünkohl

- **Vorbereitungszeit:** 25 Minuten
- **Dient:** 2

Zutaten:

- 1 Tasse Buchweizengrütze
- 2 Tassen Wasser oder Gemüsebrühe
- 2 Esslöffel Olivenöl
- 8 Unzen Pilze, in Scheiben geschnitten
- 2 Tassen Grünkohl, gehackt
- 2 Knoblauchzehen, gehackt
- Salz und Pfeffer nach Geschmack
- Zitronenschnitze zum Servieren
- Frische Petersilie zum Garnieren

Nährwert-Information: Kalorien: 300 | Protein: 10g | Fett: 10g | Kohlenhydrate: 45g | Faser: 8g | Zucker: 2g

Anweisungen:

1. Buchweizengrütze unter kaltem Wasser abspülen und abtropfen lassen.

2. In einem Topf Wasser oder Gemüsebrühe zum Kochen bringen. Buchweizengrütze hinzufügen, Hitze reduzieren, abdecken und 15–20 Minuten köcheln lassen, bis sie weich sind.

3. In einer Pfanne Olivenöl bei mittlerer Hitze erhitzen, gehackten Knoblauch hinzufügen und anbraten, bis es duftet.

4. In Scheiben geschnittene Pilze in die Pfanne geben und unter gelegentlichem Rühren kochen, bis sie ihre Feuchtigkeit abgeben und goldbraun werden.

5. Gehackten Grünkohl in die Pfanne geben und anbraten, bis er zusammenfällt.

6. Die Pilz-Grünkohl-Mischung mit Salz und Pfeffer abschmecken.

7. Servieren Sie gekochte Buchweizengrütze mit sautierten Pilzen und Grünkohl.

8. Garnieren Sie es mit gehackter frischer Petersilie und servieren Sie unbedingt Zitronenschnitze dazu, um ein individuelles Geschmackserlebnis zu erzielen.

Serviervorschläge: Kombinieren Sie es mit einer Beilage geröstetem Gemüse oder einem gemischten grünen Salat für eine komplette und sättigende Mahlzeit.

Tragbare Thunfischtaschen mit frischem Obst

- **Vorbereitungszeit:** 15 Minuten
- **Dient:** 2

Zutaten:

- 2 Vollkorn-Pita-Taschen
- 1 Dose (5 oz) Thunfisch, abgetropft
- 1/4 Tasse griechischer Joghurt
- 1 Esslöffel Zitronensaft
- 1/4 Tasse gewürfelte Gurke
- 1/4 Tasse gewürfelte Paprika
- Salz und Pfeffer nach Geschmack
- Frische Salatblätter
- Geschnittenes frisches Obst (z. B. Apfel oder Birne)

Nährwert-Information: Kalorien: 250 | Protein: 20g | Fett: 5g | Kohlenhydrate: 30g | Ballaststoffe: 5g | Zucker: 10g

Anweisungen:

1. In einer Schüssel abgetropften Thunfisch, griechischen Joghurt, Zitronensaft, Gurkenwürfel und Paprikawürfel vermischen. Gut mischen.
2. Fügen Sie der Thunfischmischung Salz und Pfeffer hinzu und passen Sie sie Ihren Geschmacksvorlieben an.
3. Die Vollkorn-Pita-Taschen halbieren, sodass Taschen entstehen.
4. Legen Sie frische Salatblätter in jede Pita-Tasche.
5. Füllen Sie die Pita-Taschen mit der köstlichen Thunfischmischung.
6. Servieren Sie die tragbaren Thunfischtaschen mit geschnittenen frischen Früchten als Beilage.

Serviervorschläge:

- Kombinieren Sie sie mit gemischten frischen Früchten für eine erfrischende und ausgewogene Mahlzeit.

Garnelen-Saganaki

- **Vorbereitungszeit:** 25 Minuten
- **Dient:** 2

Zutaten:

- 1 Pfund Garnelen, geschält und entdarmt
- 2 Esslöffel Olivenöl
- 1 Zwiebel, fein gehackt
- 2 Knoblauchzehen, gehackt
- 1 Dose (14 oz) gewürfelte Tomaten
- 1/4 Tasse trockener Weißwein (optional)
- 1 Teelöffel getrockneter Oregano
- Salz und Pfeffer nach Geschmack
- 1/2 Tasse zerbröselter Feta-Käse
- Frische Petersilie zum Garnieren

Nährwert-Information: Kalorien: 350 | Protein: 30g | Fett: 15g | Kohlenhydrate: 15g | Ballaststoffe: 3g | Zucker: 7g

Anweisungen:

1. In einer Pfanne Olivenöl bei mittlerer Hitze erhitzen, gehackte Zwiebeln und Knoblauch hinzufügen und anbraten, bis sie weich sind.

2. Gewürfelte Tomaten (mit Saft) in die Pfanne geben. 5 Minuten kochen lassen, dabei gelegentlich umrühren.

3. Mit trockenem Weißwein (falls verwendet) aufgießen und weitere 2 Minuten kochen lassen.

4. Die Tomatenmischung mit getrocknetem Oregano, Salz und Pfeffer würzen.

5. Geschälte und entdarmte Garnelen in die Pfanne geben. Kochen, bis die Garnelen rosa und gar sind, etwa 5–7 Minuten.

6. Streuen Sie zerbröckelten Feta-Käse über die Garnelen-Tomaten-Mischung.

7. Kochen, bis der Käse leicht geschmolzen ist, vor dem Servieren mit frischer Petersilie garnieren.

Serviervorschläge:

- Servieren Sie dieses würzige Garnelen-Saganaki mit knusprigem Vollkornbrot oder übergekochtem Quinoa für eine komplette Mahlzeit.

Deluxe-Burgersalat mit Tempeh-Speck

- **Vorbereitungszeit:** 30 Minuten
- **Dient:** 2

Zutaten:

- 8 Unzen Tempeh, in Streifen geschnitten
- 2 Esslöffel Sojasauce
- 1 Esslöffel Ahornsirup
- 1 Esslöffel Olivenöl
- 4 Tassen gemischter Salat
- 1 Tomate, in Scheiben geschnitten
- 1/2 rote Zwiebel, in dünne Scheiben geschnitten
- 1/4 Tasse geschnittene Gurken
- 2 Esslöffel Mayonnaise (optional)
- 2 Esslöffel Ketchup (optional)
- Salz und Pfeffer nach Geschmack

Nährwert-Information: Kalorien: 400 | Protein: 25g | Fett: 20g | Kohlenhydrate: 35g | Faser: 8g | Zucker: 12g

Anweisungen:

1. In einer Schüssel die Tempehstreifen in Sojasauce und Ahornsirup mindestens 15 Minuten marinieren.

2. In einer Pfanne Olivenöl bei mittlerer Hitze erhitzen, marinierte Tempehstreifen hinzufügen und auf beiden Seiten knusprig und gebräunt braten.

3. Den gemischten Salat auf Serviertellern anrichten.

4. Belegen Sie das Gemüse mit geschnittenen Tomaten, roten Zwiebeln und geschnittenen Gurken.

5. Knusprige Tempehstreifen auf den Salat legen.

6. Nach Belieben mit Mayonnaise und Ketchup beträufeln, mit einer Prise Salz und Pfeffer nach Belieben würzen.

Serviervorschläge:

- Servieren Sie es mit einer Beilage Vollkornbrot oder gerösteten Süßkartoffelschnitzen für zusätzliche Textur und Nährstoffe.

Ingwer-Frühlingszwiebel-Fleischbällchen mit Miso-Kichererbsen-Dip

- **Vorbereitungszeit:** 35 Minuten
- **Dient:** 2

Zutaten:

Für die Fleischbällchen:

- 1 Pfund gehacktes Huhn oder Truthahn
- 2 Esslöffel Ingwer, gerieben
- 3 Frühlingszwiebeln (Frühlingszwiebeln), fein gehackt
- 2 Knoblauchzehen, gehackt
- 1/4 Tasse Semmelbrösel (bei Bedarf glutenfrei)
- 1 Ei
- Salz und Pfeffer nach Geschmack
- 2 Esslöffel Olivenöl zum Kochen

Für die Miso-Kichererbsen-Dip:

- 1/2 Tasse gekochte Kichererbsen
- 2 Esslöffel Misopaste

- 1 Esslöffel Reisessig

- 1 Esslöffel Tamari (für glutenfreie Sojasauce)

- 1 Esslöffel Wasser

- 1 Teelöffel Sesamöl

- 1 Teelöffel Honig oder Ahornsirup (optional)

Nährwert-Information: Kalorien: 400 | Protein: 30g | Fett: 20g | Kohlenhydrate: 25g | Ballaststoffe: 5g | Zucker: 5g

Anweisungen:

1. In einer großen Schüssel gemahlenes Hähnchen- oder Truthahnfleisch, geriebenen Ingwer, gehackte Frühlingszwiebeln, gehackten Knoblauch, Semmelbrösel, Ei, Salz und Pfeffer vermengen. Zum Kombinieren gut vermischen.

2. Formen Sie aus der Mischung mundgerechte Fleischbällchen mit einem Durchmesser von jeweils etwa 2,5 cm.

3. Olivenöl in einer Pfanne bei mittlerer Hitze erhitzen, die Fleischbällchen dazugeben und unter gelegentlichem Wenden anbraten, bis sie rundum gebräunt und in etwa 8–10 Minuten durchgegart sind.

Für die Miso-Kichererbsen-Dip:

1. In einem Mixer oder einer Küchenmaschine gekochte Kichererbsen, Misopaste, Reisessig, Sojasauce, Wasser, Sesamöl und gegebenenfalls Honig oder Ahornsirup vermischen. Mixen, bis eine glatte und cremige Masse entsteht.

2. Geben Sie die Dip-Sauce in eine Servierschüssel.

Serviervorschläge:

- Für zusätzlichen Geschmack mit weiteren gehackten Frühlingszwiebeln oder Sesamkörnern garnieren.

Mit Bresaola umwickelter Spargel vom Rind

- **Vorbereitungszeit:** 20 Minuten
- **Dient:** 2

Zutaten:

- 12 Spargelstangen, geputzt
- 6 Scheiben Rindfleisch-Bresaola (dünn geschnittenes Rindfleisch)
- 2 Esslöffel Olivenöl
- Salz und Pfeffer nach Geschmack

- Zitronenschnitze zum Servieren
- Frische Petersilie zum Garnieren

Nährwert-Information: Kalorien: 200 | Protein: 15g | Fett: 10g | Kohlenhydrate: 8g | Faser: 4g | Zucker: 2g

Anweisungen:

1. Heizen Sie den Ofen auf 400 °F (200 °C) vor.
2. Jede Spargelstange mit einer Scheibe Rinderbresaola umwickeln.
3. Den eingewickelten Spargel auf ein mit Backpapier ausgelegtes Backblech legen.
4. Olivenöl über den eingewickelten Spargel träufeln und mit Salz und Pfeffer würzen.
5. Im vorgeheizten Ofen 10–12 Minuten rösten, bis der Spargel zart und die Bresaola knusprig ist.
6. Nehmen Sie sie aus dem Ofen und geben Sie sie auf eine Servierplatte.
7. Garnieren Sie es mit gehackter frischer Petersilie und servieren Sie unbedingt Zitronenschnitze dazu, um ein individuelles Geschmackserlebnis zu erzielen.

Serviervorschläge:

- Kombinieren Sie dieses Gericht mit einem erfrischenden Beilagensalat oder einer würzigen Portion geröstetem Gemüse.

Hähnchenspiesse mit Gemüsespießen

- **Vorbereitungszeit:** 30 Minuten
- **Dient:** 2

Zutaten:

Für die Hähnchenspiesse:

- 1 Pfund Hähnchenbrust ohne Knochen und Haut (in mundgerechte Würfel geschnitten)
- 2 Esslöffel Olivenöl
- 2 Esslöffel Zitronensaft
- 2 Knoblauchzehen, gehackt
- 1 Teelöffel Paprika
- Salz und Pfeffer nach Geschmack
- Holzspieße, in Wasser eingeweicht (mindestens 30 Minuten)

Für die Gemüsespieße:

- 1 Zucchini, in Scheiben geschnitten
- 1 Paprika, in Stücke geschnitten

- 1 rote Zwiebel, in Stücke geschnitten
- Kirschtomaten
- Olivenöl zum Bestreichen
- Salz und Pfeffer nach Geschmack

Nährwert-Information: Kalorien: 350 | Protein: 30g | Fett: 15g | Kohlenhydrate: 20g | Ballaststoffe: 5g | Zucker: 10g

Anweisungen:

1. In einer Schüssel Olivenöl, Zitronensaft, gehackten Knoblauch, Paprika, Salz und Pfeffer vermischen. Die Hähnchenwürfel dazugeben und mindestens 15 Minuten marinieren.

2. Heizen Sie den Grill oder die Grillpfanne bei mittlerer Hitze vor.

3. Marinierte Hähnchenwürfel auf Holzspieße stecken, dabei Platz zwischen den einzelnen Stücken lassen.

4. In einer separaten Schüssel Zucchinischeiben, Paprikastücke, rote Zwiebelstücke und Kirschtomaten mit Olivenöl, Salz und Pfeffer vermengen.

5. Das gewürzte Gemüse auf separate Spieße stecken.

6. Bestreichen Sie den Grill oder die Grillpfanne mit Olivenöl. Grillen Sie die Hähnchenspieße und Gemüsespieße unter gelegentlichem Wenden, bis das Hähnchen gar ist und das Gemüse zart und leicht verkohlt ist.

7. Für den besten Geschmack und die beste Konsistenz vom Grill nehmen und heiß servieren.

Serviervorschläge:

Servieren Sie die Hähnchenspieße mit Gemüsespießen mit einer Beilage gekochtem Quinoa oder Couscous und einem Klecks Tzatziki-Sauce.

Abendessenrezepte für die Schilddrüsendiät

Gebackener Heilbutt mit Knoblauch-Kräuter-Mischbutter

- **Vorbereitungszeit:** 30 Minuten
- **Dient:** 2

Zutaten:

- 2 Heilbuttfilets (je 6–8 Unzen)
- 2 Esslöffel ungesalzene Butter, weich

- 1 Esslöffel frische Petersilie, gehackt
- 1 Esslöffel frischer Schnittlauch, gehackt
- 1 Knoblauchzehe, gehackt
- Salz und Pfeffer nach Geschmack
- Zitronenschnitze zum Servieren

Nährwert-Information: Kalorien: 250 | Protein: 30g | Fett: 12g | Kohlenhydrate: 1g | Faser: 0g | Zucker: 0g

Anweisungen:

1. Heizen Sie Ihren Backofen auf 400 °F (200 °C) vor. Eine Auflaufform mit Backpapier auslegen.
2. In einer kleinen Schüssel die weiche Butter, die gehackte Petersilie, den gehackten Schnittlauch, den gehackten Knoblauch, Salz und Pfeffer vermischen, um die Knoblauch-Kräuter-Mischbutter herzustellen.
3. Tupfen Sie die Heilbuttfilets mit einem Papiertuch trocken und legen Sie sie in die vorbereitete Auflaufform.
4. Verteilen Sie die Knoblauch-Kräuter-Mischbutter gleichmäßig auf jedem Heilbuttfilet.

5. Backen Sie den Heilbutt im vorgeheizten Ofen etwa
   12 bis 15 Minuten lang oder bis der Fisch mit einer
   Gabel leicht zerfällt.

6. Den gebackenen Heilbutt aus dem Ofen nehmen
   und einige Minuten ruhen lassen.

7. Servieren Sie den gebackenen Heilbutt mit
   Zitronenspalten als Beilage, um ihn vor dem
   Verzehr über den Fisch zu verteilen.

Serviervorschläge:

- Servieren Sie den gebackenen Heilbutt mit
  Knoblauch-Kräuter-Butter mit einer Beilage aus
  gedünstetem Gemüse wie Spargel oder grünen
  Bohnen und einem Getreide wie Quinoa oder
  Wildreis.

Gegrillter Schwertfisch mit Mango-Avocado-Salsa

- **Vorbereitungszeit:** 30 Minuten
- **Dient:** 2

Zutaten:

Für den Schwertfisch:

- 2 Schwertfischsteaks (je 6–8 Unzen)

- 2 Esslöffel Olivenöl

- 1 Teelöffel Paprika

- Salz und Pfeffer nach Geschmack

- Zitronenspalten zum Servieren

Für die Mango-Avocado-Salsa:

- 1 reife Mango, gewürfelt

- 1 Avocado, gewürfelt

- 1/4 Tasse rote Zwiebel, fein gehackt

- 1/4 Tasse frischer Koriander, gehackt

- Saft von 1 Limette

- Salz und Pfeffer nach Geschmack

Nährwert-Information: Kalorien: 400 | Protein: 40g | Fett: 20g | Kohlenhydrate: 20g | Faser: 8g | Zucker: 10g

Anweisungen:

1. Heizen Sie Ihren Grill auf mittlere bis hohe Hitze vor.

2. In einer kleinen Schüssel Olivenöl, Paprika, Salz und Pfeffer vermischen. Bestreichen Sie die Schwertfischsteaks mit dieser Mischung.

3. Grillen Sie die Schwertfischsteaks etwa 4–5 Minuten pro Seite oder bis sie gar sind und schöne Grillspuren aufweisen.

4. Während der Schwertfisch grillt, bereiten Sie die Mango-Avocado-Salsa zu. In einer mittelgroßen Schüssel gewürfelte Mango, gewürfelte Avocado, gehackte rote Zwiebel, gehackten Koriander, Limettensaft, Salz und Pfeffer vermischen. Gut mischen.

5. Nehmen Sie den gegrillten Schwertfisch vom Herd und lassen Sie ihn einige Minuten ruhen.

6. Servieren Sie den gegrillten Schwertfisch mit Mango-Avocado-Salsa und Zitronenspalten als Beilage.

Serviervorschläge:

- Servieren Sie den gegrillten Schwertfisch mit Mango-Avocado-Salsa mit einer Beilage Quinoa oder braunem Reis und gegrilltem Gemüse für eine vollständige und gesunde Mahlzeit.

Irische Colcannon-Suppe

- **Vorbereitungszeit:** 45 Minuten
- **Dient:** 4

Zutaten:

- 2 Esslöffel Butter
- 1 Zwiebel, gehackt
- 2 Knoblauchzehen, gehackt
- 4 Tassen Hühner- oder Gemüsebrühe
- 4 große Kartoffeln, geschält und gewürfelt
- 2 Tassen gehackter Grünkohl oder Kohl
- 1 Tasse Milch oder Sahne
- Salz und Pfeffer nach Geschmack
- Frischer Schnittlauch, gehackt (zum Garnieren)

Nährwert-Information: Kalorien: 250 | Protein: 5g | Fett: 10g | Kohlenhydrate: 35g | Ballaststoffe: 5g | Zucker: 5g

Anweisungen:

1. In einem großen Topf die Butter bei mittlerer Hitze schmelzen, die gehackte Zwiebel und den

Knoblauch dazugeben und anbraten, bis sie weich sind.

2. Mit der Hühner- oder Gemüsebrühe aufgießen und die gewürfelten Kartoffeln dazugeben, zum Kochen bringen, dann die Hitze reduzieren und köcheln lassen, bis die Kartoffeln weich sind (ca. 15–20 Minuten).

3. Verwenden Sie einen Kartoffelstampfer oder einen Stabmixer, um die Kartoffeln teilweise zu zerdrücken und einige Stücke für die Konsistenz übrig zu lassen.

4. Den gehackten Grünkohl oder Kohl in den Topf geben und weitere 5 Minuten köcheln lassen, bis das Grün welk ist.

5. Milch oder Sahne einrühren und mit Salz und Pfeffer abschmecken, noch einige Minuten köcheln lassen, bis alles durchgewärmt ist.

6. Die Suppe vom Herd nehmen und in Schüsseln füllen.

7. Garnieren Sie jede Schüssel vor dem Servieren mit gehacktem frischem Schnittlauch.

Serviervorschläge:

- Zum Dippen mit knusprigem Brot oder irischem Sodabrot servieren.

Gebackener Lachs mit Zitronen-Dill-Sauce

- **Vorbereitungszeit:** 25 Minuten
- **Dient:** 2

Zutaten:

Für den Lachs:

- 2 Lachsfilets (je 6–8 Unzen)
- 2 Esslöffel Olivenöl
- 1 Teelöffel Knoblauchpulver
- Salz und Pfeffer nach Geschmack
- Zitronenschnitze zum Servieren

Für die Zitronen-Dill-Sauce:

- 1/4 Tasse griechischer Naturjoghurt
- 1 Esslöffel frischer Dill, gehackt
- Saft von 1/2 Zitrone
- 1 Teelöffel Dijon-Senf
- Salz und Pfeffer nach Geschmack

Nährwert-Information: Kalorien: 300 | Protein: 30g | Fett: 18g | Kohlenhydrate: 2g | Faser: 0g | Zucker: 1g

Anweisungen:

1. Heizen Sie Ihren Backofen auf 400 °F (200 °C) vor und legen Sie ein Backblech mit Backpapier aus.

2. Die Lachsfilets auf das vorbereitete Backblech legen, Olivenöl über den Lachs träufeln und mit Knoblauchpulver, Salz und Pfeffer bestreuen.

3. Backen Sie den Lachs im vorgeheizten Ofen etwa 12–15 Minuten lang oder bis der Fisch mit einer Gabel leicht zerfällt.

4. Während der Lachs backt, bereiten Sie die Zitronen-Dill-Sauce zu. In einer kleinen Schüssel griechischen Joghurt, gehackten Dill, Zitronensaft, Dijon-Senf, Salz und Pfeffer vermischen. Gut mischen.

5. Den gebackenen Lachs aus dem Ofen nehmen und einige Minuten ruhen lassen.

6. Den gebackenen Lachs mit Zitronenschnitzen als Beilage servieren und mit der Zitronen-Dill-Sauce beträufeln.

Serviervorschläge:

- Mit einer Beilage aus gedünstetem Gemüse wie Spargel oder grünen Bohnen und einem Getreide wie Quinoa oder braunem Reis servieren.

Lammkebabs mit Tzatziki

- **Vorbereitungszeit:** 30 Minuten
- **Dient:** 4

Zutaten:

Für die Lammspiesse:

- 1 Pfund Lammfleisch, in Würfel geschnitten
- 1 rote Zwiebel, in Stücke geschnitten
- 1 rote Paprika, gehackt
- 1 gelbe Paprika, gehackt
- 1/4 Tasse Olivenöl
- 2 Esslöffel Zitronensaft
- 2 Knoblauchzehen, gehackt
- 1 Teelöffel getrockneter Oregano
- Salz und Pfeffer nach Geschmack
- Spieße (Für Holzspieße: vor der Verwendung 30 Minuten in Wasser einweichen)

Für die Tzatziki-Sauce:

- 1 Tasse griechischer Joghurt
- 1/2 Gurke, gerieben und überschüssiges Wasser ausgedrückt
- 1 Knoblauchzehe, gehackt
- 1 Esslöffel frischer Dill, gehackt
- 1 Esslöffel Zitronensaft
- Salz und Pfeffer nach Geschmack

Nährwert-Information: Kalorien: 350 | Protein: 25g | Fett: 20g | Kohlenhydrate: 15g | Ballaststoffe: 2g | Zucker: 8g

Anweisungen:

1. In einer Schüssel Olivenöl, Zitronensaft, gehackten Knoblauch, getrockneten Oregano, Salz und Pfeffer zu einer aromatischen Marinade verrühren. Die Lammwürfel zur Marinade geben, abdecken und mindestens 1 Stunde oder über Nacht im Kühlschrank lagern.
2. Bereiten Sie Ihren Grill oder Ihre Grillpfanne vor und heizen Sie sie auf mittlere bis hohe Hitze vor.

3. Die marinierten Lammfleischwürfel abwechselnd mit roten Zwiebel- und Paprikastücken auf die Spieße stecken.

4. Grillen Sie die Lammkebabs etwa 4–5 Minuten pro Seite oder bis sie den gewünschten Gargrad erreicht haben.

5. Während die Spieße grillen, bereiten Sie die Tzatziki-Sauce zu. In einer Schüssel griechischen Joghurt, geriebene Gurke, gehackten Knoblauch, gehackten Dill, Zitronensaft, Salz und Pfeffer vermischen. Gut mischen.

6. Servieren Sie die gegrillten Lammspieße mit Tzatziki-Sauce als Beilage.

Serviervorschläge:

- Servieren Sie es zusammen mit einem griechischen Salat, Fladenbrot und geröstetem Gemüse für eine komplett mediterran inspirierte Mahlzeit.

Spaghettikürbis mit Marinara

- **Vorbereitungszeit:** 50 Minuten
- **Dient:** 4

Zutaten:

- 1 mittelgroßer Spaghettikürbis
- 2 Tassen Marinara-Sauce (hausgemacht oder im Laden gekauft)
- 1 Esslöffel Olivenöl
- 2 Knoblauchzehen, gehackt
- Salz und Pfeffer nach Geschmack
- Frische Basilikumblätter zum Garnieren

Nährwert-Information: Kalorien: 150 | Protein: 2g | Fett: 5g | Kohlenhydrate: 25g | Faser: 6g | Zucker: 12g

Anweisungen:

1. Heizen Sie Ihren Backofen auf 400 °F (200 °C) vor und legen Sie ein Backblech mit Backpapier aus.

2. Den Spaghettikürbis der Länge nach halbieren, die Kerne herauslöffeln, die Schnittflächen mit Olivenöl bestreichen und mit Salz und Pfeffer bestreuen.

3. Die Spaghettikürbishälften mit der Schnittseite nach unten auf das vorbereitete Backblech legen. Im

vorgeheizten Ofen etwa 30–40 Minuten backen, oder bis der Kürbis weich ist und sich die Stränge leicht mit einer Gabel trennen lassen.

4. Während der Kürbis backt, Olivenöl in einem Topf bei mittlerer Hitze erhitzen, gehackten Knoblauch hinzufügen und anbraten, bis er duftet.

5. Gießen Sie die Marinara-Sauce mit dem Knoblauch in den Topf, rühren Sie gut um und erhitzen Sie sie, bis sie durchgewärmt ist.

6. Sobald der Spaghettikürbis gar ist, kratzen Sie das Fruchtfleisch mit einer Gabel in Streifen und verteilen die Kürbisstränge auf Teller.

7. Den Spaghettikürbis mit Marinara-Sauce belegen und mit frischen Basilikumblättern garnieren.

Serviervorschläge:

- Kombinieren Sie es mit einem Beilagensalat oder Knoblauchbrot für eine sättigende Mahlzeit.

Pastinaken-Salbei-Risotto

- **Vorbereitungszeit:** 40 Minuten
- **Dient:** 4

Zutaten:

- 1 Tasse Arborio-Reis

- 4 Tassen Gemüse- oder Hühnerbrühe

- 1/2 Tasse Weißwein (optional)

- 2 Esslöffel Olivenöl

- 1 Zwiebel, fein gehackt

- 2 Knoblauchzehen, gehackt

- 2 Pastinaken, geschält und gewürfelt

- 1/2 Tasse geriebener Parmesankäse

- 2 Esslöffel frischer Salbei, gehackt

- Salz und Pfeffer nach Geschmack

Nährwert-Information: Kalorien: 300 | Protein: 8g | Fett: 10g | Kohlenhydrate: 40g | Ballaststoffe: 5g | Zucker: 5g

Anweisungen:

1. In einem Topf die Gemüse- oder Hühnerbrühe bei schwacher Hitze erhitzen und warm halten.

2. In einer separaten großen Pfanne oder Topf Olivenöl bei mittlerer Hitze erhitzen, gehackte Zwiebeln hinzufügen und glasig dünsten.

3. Den gehackten Knoblauch in die Pfanne geben und eine weitere Minute anbraten.

4. Den Arborio-Reis einrühren und etwa 2 Minuten kochen lassen, bis der Reis leicht geröstet ist.

5. Bei Bedarf den Weißwein in die Pfanne gießen und umrühren, bis er vom Reis aufgenommen wird.

6. Geben Sie zunächst eine Kelle nach der anderen die warme Brühe zur Reismischung und rühren Sie dabei ständig um, bis die Flüssigkeit aufgesogen ist, bevor Sie weitere hinzufügen.

7. Setzen Sie diesen Vorgang fort, bis der Reis cremig und al dente gegart ist, etwa 20–25 Minuten.

8. Während der letzten 5 Minuten des Garvorgangs die gewürfelten Pastinaken unterrühren, damit sie weich werden.

9. Das Risotto vom Herd nehmen und geriebenen Parmesan und gehackten frischen Salbei unterrühren, abschmecken und bei Bedarf mit Salz und Pfeffer nachwürzen.

Serviervorschläge:

- Für einen zusätzlichen Hauch von Eleganz mit zusätzlichem geriebenem Parmesankäse und frischen Salbeiblättern garnieren.

Desserts und Snacks für die Schilddrüsendiät

Orangencremesicles

- **Vorbereitungszeit:** 10 Minuten + Gefrierzeit
- **Dient:** 6

Zutaten:

- 1 Tasse frischer Orangensaft
- 1/2 Tasse griechischer Joghurt
- 2 Esslöffel Honig
- 1 Teelöffel Vanilleextrakt

Nährwert-Information: Kalorien: 60 | Protein: 2g | Fett: 0g | Kohlenhydrate: 14g | Faser: 0g | Zucker: 12g

Anweisungen:

1. In einer Rührschüssel frischen Orangensaft, griechischen Joghurt, Honig und Vanilleextrakt vermischen. Mischen, bis alles gut vermischt und glatt ist.

2. Gießen Sie die Mischung vorsichtig in Eis am Stiel-Formen und füllen Sie jede Form fast bis zum Rand.

3. Stecken Sie Eis am Stiel in jede Form und gefrieren Sie sie mindestens 4 Stunden lang oder bis sie vollständig gefroren sind.

4. Sobald die Orange Creamsicles gefroren sind, nehmen Sie sie aus den Formen, indem Sie sie einige Sekunden lang unter warmes Wasser halten.

5. Sofort servieren oder die Cremesicles in einem luftdichten Behälter im Gefrierschrank aufbewahren, bis sie zum Genießen bereit sind.

Serviervorschläge:

- Für einen zusätzlichen Zitrusgeschmack mit frischen Orangenscheiben oder geriebener Orangenschale garnieren.

Gesunde Funfetti-Proteinriegel

- **Vorbereitungszeit:** 15 Minuten
- **Dient:** 12 Takte

Zutaten:

- 1 1/2 Tassen Haferflocken

- 1/2 Tasse Vanille-Proteinpulver

- 1/4 Tasse Mandelbutter

- 1/4 Tasse Honig oder Ahornsirup

- 1/4 Tasse ungesüßte Mandelmilch

- 1 Teelöffel Vanilleextrakt

- 1/4 Tasse Regenbogenstreusel

Nährwert-Information: Kalorien: 140 | Protein: 6g | Fett: 5g | Kohlenhydrate: 18g | Ballaststoffe: 2g | Zucker: 8g

Anweisungen:

1. In einer großen Rührschüssel Haferflocken, Vanilleproteinpulver, Mandelbutter, Honig (oder Ahornsirup), Mandelmilch und Vanilleextrakt vermischen. Mischen, bis alles gut vermischt ist und eine teigartige Konsistenz entsteht.

2. Regenbogenstreusel unter den Teig heben, bis sie gleichmäßig verteilt sind.

3. Legen Sie eine quadratische Auflaufform mit Backpapier aus und lassen Sie etwas überschüssiges

Papier über die Ränder hängen, damit Sie es besser greifen können.

4. Den Teig gleichmäßig in die vorbereitete Auflaufform drücken und die Oberfläche mit einem Spatel glatt streichen.

5. Stellen Sie die Riegel mindestens 1–2 Stunden lang in den Kühlschrank, oder bis sie fest und fest sind.

6. Nach dem Abkühlen die Riegel mithilfe des Backpapierüberstands aus der Backform heben und mit einem scharfen Messer in 12 Riegel schneiden.

7. Bewahren Sie die gesunden Funfetti-Proteinriegel bis zu einer Woche in einem luftdichten Behälter im Kühlschrank auf.

Serviervorschläge:

- Kombinieren Sie sie mit einem Glas Mandelmilch oder Ihrem Lieblings-Smoothie für zusätzliche Proteine und Energie.

Kokos-Macadamia-Granola

- **Vorbereitungszeit:** 35 Minuten
- **Dient:** 8

Zutaten:

- 2 Tassen altmodische Haferflocken
- 1/2 Tasse Kokosraspeln (ungesüßt)
- 1/2 Tasse gehackte Macadamianüsse
- 1/4 Tasse Honig oder Ahornsirup
- 2 Esslöffel Kokosöl, geschmolzen
- 1 Teelöffel Vanilleextrakt
- 1/2 Teelöffel gemahlener Zimt
- Prise Salz

Nährwert-Information: Kalorien: 230 | Protein: 4g | Fett: 15g | Kohlenhydrate: 23g | Ballaststoffe: 3g | Zucker: 9g

Anweisungen:

1. Um das Backen vorzubereiten, heizen Sie Ihren Backofen auf 325 °F (160 °C) vor und legen Sie ein Backblech mit Backpapier aus.

2. In einer großen Rührschüssel Haferflocken, Kokosraspeln, gehackte Macadamianüsse, gemahlenen Zimt und eine Prise Salz vermischen.

3. In einer separaten Schüssel Honig (oder Ahornsirup), geschmolzenes Kokosöl und Vanilleextrakt verrühren, bis eine glatte, gut eingearbeitete Masse entsteht.

4. Gießen Sie die feuchte Mischung über die trockenen Zutaten in der Rührschüssel und rühren Sie, bis alle trockenen Zutaten gleichmäßig mit der feuchten Mischung bedeckt sind.

5. Verteilen Sie die Müslimischung gleichmäßig auf dem vorbereiteten Backblech.

6. Im vorgeheizten Backofen etwa 20–25 Minuten backen, dabei nach der Hälfte der Zeit umrühren, bis das Müsli goldbraun und schön knusprig wird.

7. Nehmen Sie das Granola aus dem Ofen und lassen Sie es direkt auf dem Backblech vollständig abkühlen.

8. Nach dem Abkühlen das Müsli in mundgerechte Stücke brechen und in einem luftdichten Behälter aufbewahren, um die Frische zu bewahren.

Serviervorschläge: Fügen Sie nach Wunsch Trockenfrüchte wie Preiselbeeren oder Rosinen für zusätzliche Süße hinzu.

Mit Honig gebackener Vanillepudding

- **Vorbereitungszeit:** 50 Minuten
- **Dient:** 6

Zutaten:

- 4 große Eier
- 2 Tassen Vollmilch
- 1/2 Tasse Honig
- 1 Teelöffel Vanilleextrakt
- Gemahlene Muskatnuss zum Bestreuen (optional)

Nährwert-Information: Kalorien: 170 | Protein: 6g | Fett: 7g | Kohlenhydrate: 21g | Faser: 0g | Zucker: 21g

Anweisungen:

1. Heizen Sie Ihren Backofen auf 350 °F (175 °C) vor. Eine Auflaufform oder einzelne Auflaufförmchen einfetten.

2. In einer Rührschüssel Eier, Vollmilch, Honig und Vanilleextrakt gut verrühren.

3. Gießen Sie die Vanillepuddingmischung in die gefettete Auflaufform oder die Auflaufförmchen.

4. Optional: Für eine zusätzliche Geschmacksdimension gemahlene Muskatnuss über die Vanillesoße streuen.

5. Stellen Sie die Auflaufform oder die Auflaufförmchen in eine größere Backform. Gießen Sie heißes Wasser in den größeren Topf, sodass ein Wasserbad entsteht, das bis zur Hälfte der Ränder der Puddingform(en) reicht.

6. Übertragen Sie das Wasserbad mit der Vanillesoße vorsichtig in den vorgeheizten Ofen.

7. Etwa 35–40 Minuten lang backen oder bis die Vanillesoße an den Rändern fest ist, in der Mitte jedoch leicht wackelt.

8. Nehmen Sie die Creme aus dem Wasserbad und lassen Sie sie vor dem Servieren etwas abkühlen.

Serviervorschläge:

- Servieren Sie den Honey Baked Custard warm oder gekühlt, garniert mit frischen Beeren oder einer Prise Zimt.

Pekannuss-Dattel-Träume

- **Vorbereitungszeit:** 15 Minuten
- **Dient:** 12

Zutaten:

- 1 Tasse Medjool-Datteln, entkernt und gehackt
- 1 Tasse Pekannüsse, gehackt
- 1/4 Tasse ungesüßte Kokosraspeln
- 2 Esslöffel Mandelbutter
- 1 Esslöffel Honig (optional: für zusätzliche Süße)
- 1/2 Teelöffel Vanilleextrakt
- Prise Salz

Nährwert-Information: Kalorien: 120 | Protein: 2g | Fett: 8g | Kohlenhydrate: 12g | Ballaststoffe: 2g | Zucker: 9g

Anweisungen:

1. In einer Küchenmaschine gehackte Medjool-Datteln, gehackte Pekannüsse, Kokosraspeln, Mandelbutter, Honig (falls verwendet), Vanilleextrakt und eine Prise Salz vermischen.

2. Mischen Sie die Mischung, bis eine klebrige, teigartige Konsistenz entsteht und die Zutaten gut vermischt sind.

3. Von der Mischung esslöffelgroße Portionen abheben und mit den Händen zu Kugeln formen.

4. Legen Sie die Pekannuss-Dattel-Träume auf ein mit Backpapier ausgelegtes Backblech.

5. Optional: Rollen Sie die Kugeln zum Überziehen zusätzlich in Kokosraspeln oder gehackten Pekannüssen.

6. Stellen Sie die Kugeln vor dem Servieren mindestens 30 Minuten lang in den Kühlschrank, damit sie fest werden.

Serviervorschläge:

- Genießen Sie die natürliche Süße von Datteln und das Knacken von Pekannüssen in diesen köstlichen Häppchen.

Zitrusspritzer

- **Vorbereitungszeit:** 5 Minuten
- **Dient:** 1

Zutaten:

- 1/2 Tasse frisch gepresster Orangensaft
- 1/4 Tasse frisch gepresster Zitronensaft
- 1 Esslöffel Honig oder Ahornsirup (optional: für einen Hauch Süße)
- 1 Tasse kaltes Wasser
- Eiswürfel
- Zitronen- oder Orangenscheiben zum Garnieren (optional)

Nährwert-Information: Kalorien: 70 | Protein: 0g | Fett: 0g | Kohlenhydrate: 18g | Faser: 0g | Zucker: 16g

Anweisungen:

1. Kombinieren Sie in einem Krug den frisch gepressten Orangensaft, Zitronensaft, Honig oder Ahornsirup (falls verwendet) und kaltes Wasser. Zum Kombinieren gut umrühren.

2. Geben Sie Eiswürfel in ein Glas und gießen Sie die Citrus Splash-Mischung über das Eis.

3. Nach Belieben mit Zitronen- oder Orangenscheiben garnieren.

4. Sofort servieren und dieses köstliche Citrus Splash-Getränk sofort genießen.

Serviervorschläge:

- Passen Sie die Süße an, indem Sie je nach Geschmack mehr oder weniger Honig oder Ahornsirup hinzufügen.

Kürbisgewürz-Löwenzahn-Latte

- **Vorbereitungszeit:** 10 Minuten
- **Dient:** 1

Zutaten:

- 1 Tasse aufgebrühter Löwenzahnwurzeltee
- 1/4 Tasse ungesüßte Mandelmilch oder eine beliebige Milch Ihrer Wahl

- 1 Esslöffel Kürbispüree

- 1/2 Teelöffel Kürbiskuchengewürz

- 1 Teelöffel Honig oder Ahornsirup (optional)

- Aufgeschlagene Kokoscreme zum Garnieren (optional)

- Zimtpulver zum Garnieren (optional)

Nährwert-Information: Kalorien: 40 | Protein: 1g | Fett: 1g | Kohlenhydrate: 8g | Ballaststoffe: 2g | Zucker: 5g

Anweisungen:

1. Brühen Sie eine Tasse Löwenzahnwurzeltee nach Packungsanweisung auf und lassen Sie ihn leicht abkühlen.

2. In einem kleinen Topf die Mandelmilch bei mittlerer Hitze erhitzen, bis sie warm, aber nicht kocht.

3. Kombinieren Sie in einer Tasse den aufgebrühten Löwenzahntee, erwärmte Mandelmilch, Kürbispüree, Kürbiskuchengewürz und Honig oder Ahornsirup (falls verwendet). Zum Kombinieren gut umrühren.

4. Optional: Belegen Sie den Latte mit geschlagener Kokoscreme und einer Prise Zimtpulver für zusätzlichen Geschmack und Präsentation.

5. Servieren Sie den Pumpkin Spice Dandelion Latte warm und genießen Sie die gemütlichen Herbstaromen.

Serviervorschläge:

- Heiß servieren in einer gemütlichen Tasse mit geschlagener Kokoscreme und einer Prise Zimt für einen festlichen Look.

Süßholzwurzeltee

- **Vorbereitungszeit:** 5 Minuten
- **Dient:** 1

Zutaten:

- 1 Teelöffel getrocknete Süßholzwurzel
- 1 Tasse Wasser
- Honig oder Stevia (optional, für die Süße)

Nährwert-Information: Kalorien: 0 | Protein: 0g | Fett: 0g | Kohlenhydrate: 0g | Faser: 0g | Zucker: 0g

Anweisungen:

1. 1 Tasse Wasser in einem kleinen Topf zum Kochen bringen, die getrocknete Süßholzwurzel in das kochende Wasser geben.

2. Reduzieren Sie die Hitze auf eine niedrige Stufe und lassen Sie die Süßholzwurzel etwa 5 Minuten im Wasser köcheln.

3. Den Topf vom Herd nehmen und den Tee weitere 5 Minuten ziehen lassen.

4. Den Tee in eine Tasse abseihen, um die Süßholzwurzelstücke zu entfernen.

5. Fügen Sie nach Wunsch Honig oder Stevia hinzu, um die Süße zu verleihen, und rühren Sie, bis es sich aufgelöst hat.

6. Servieren Sie den Süßholzwurzeltee heiß und genießen Sie den wohltuenden Kräutergeschmack.

Serviervorschläge:

- Heiß in einer Teetasse mit einem kleinen Löffel Honig oder einer Zitronenscheibe als Beilage für zusätzlichen Geschmack servieren.

Chia Fresca

- **Vorbereitungszeit:** 5 Minuten
- **Dient:** 1

Zutaten:

- 1 Esslöffel Chiasamen
- 1 Tasse kaltes Wasser
- 1 Esslöffel frischer Zitronen- oder Limettensaft
- 1 Teelöffel Honig oder Agavensirup (optional)
- Eiswürfel (optional)
- Frische Minzblätter zum Garnieren (optional)

Nährwert-Information: Kalorien: 30 | Protein: 1g | Fett: 1g | Kohlenhydrate: 5g | Ballaststoffe: 2g | Zucker: 2g

Anweisungen:

1. In einem Glas oder Gefäß Chiasamen und kaltes Wasser vermischen.
2. Rühren Sie die Chiasamen gut um, um sie gleichmäßig im Wasser zu verteilen. Lassen Sie es

etwa 5 Minuten ruhen, damit die Chiasamen gelieren und die Flüssigkeit eindicken.

3. Geben Sie frischen Zitronen- oder Limettensaft zum Chia-Wasser und verrühren Sie alles.

4. Optional: Zum Süßen Honig oder Agavensirup hinzufügen und umrühren, bis es sich aufgelöst hat.

5. Fügen Sie nach Belieben Eiswürfel zum Chia Fresca hinzu, um ein gekühltes Getränk zu erhalten.

6. Für zusätzlichen Geschmack und Präsentation mit frischen Minzblättern garnieren.

7. Rühren Sie das Chia Fresca vor dem Trinken um, um die Chiasamen gleichmäßig in der Flüssigkeit zu vermischen.

8. Servieren Sie Chia Fresca kalt und genießen Sie das feuchtigkeitsspendende und nahrhafte Getränk.

Serviervorschläge:

- Kalt in einem Glas mit Eiswürfeln und einem Zweig frischer Minze für eine erfrischende Note servieren.

Petersilientee

- **Vorbereitungszeit:** 10 Minuten
- **Dient:** 1

Zutaten:

- 1 Handvoll frische Petersilienblätter
- 1 Tasse Wasser
- Zitronenschnitze (optional, zum Garnieren)
- Honig oder Stevia (optional, für die Süße)

Nährwert-Information: Kalorien: 0 | Protein: 0g | Fett: 0g | Kohlenhydrate: 0g | Faser: 0g | Zucker: 0g

Anweisungen:

1. Spülen Sie die frischen Petersilienblätter gründlich unter kaltem Wasser ab, um Schmutz und Ablagerungen zu entfernen.
2. In einem kleinen Topf 1 Tasse Wasser zum Kochen bringen, die frischen Petersilienblätter in das kochende Wasser geben und etwa 5 Minuten köcheln lassen.

3. Den Topf vom Herd nehmen und den Petersilientee weitere 5 Minuten ziehen lassen.

4. Den Tee in eine Tasse abseihen, um die Petersilienblätter zu entfernen.

5. Fügen Sie nach Wunsch Honig oder Stevia hinzu, um die Süße zu verleihen, und rühren Sie, bis es sich aufgelöst hat.

6. Optional: Garnieren Sie den Petersilientee mit einer Zitronenscheibe für zusätzlichen Geschmack.

7. Servieren Sie den Petersilientee heiß und genießen Sie das kräuterige und erfrischende Getränk.

Serviervorschläge:

- Heiß in einer Teekanne mit einem Schuss Honig und einer Zitronenscheibe servieren, um ein wohltuendes Getränk zu erhalten.

KAPITEL 3

30-Tage-Speiseplan für die Schilddrüsendiät

Bitte beachten Sie, dass der bereitgestellte Speiseplan ein Beispiel ist und nicht als Empfehlung zum Verzehr aller aufgeführten Rezepte an einem Tag interpretiert werden sollte.

Dieser Speiseplan soll Inspiration und Anleitung für eine gesunde Mahlzeitenzubereitung bieten. Sie können diesen Plan jederzeit an Ihre Vorlieben und Ernährungsbedürfnisse anpassen.

Tag 1:

- **Frühstück:** Nussige Hanfsamen-Frühstückskekse
- **Mittagessen:** Buchweizengrütze mit sautierten Pilzen und Grünkohl
- **Abendessen:** Gebackener Heilbutt mit Knoblauch-Kräuter-Mischbutter
- **Nachtisch/Snack:** Orangencremesicles
- **Getränk/Getränk:** Zitrusspritzer

Tag 2:

- **Frühstück:** Sardinensalat auf Roggencrackern
- **Mittagessen:** Tragbare Thunfischtaschen mit frischem Obst
- **Abendessen:** Gegrillter Schwertfisch mit Mango-Avocado-Salsa
- **Nachtisch/Snack:** Gesunde Funfetti-Proteinriegel
- **Getränk/Getränk:** Kürbisgewürz-Löwenzahn-Latte

Tag 3:

- **Frühstück:** Frühstückstacos mit Süßkartoffeln und schwarzen Bohnen
- **Mittagessen:** Garnelen-Saganaki
- **Abendessen:** Irische Colcannon-Suppe
- **Nachtisch/Snack:** Kokos-Macadamia-Granola
- **Getränk/Getränk:** Süßholzwurzeltee

Tag 4:

- **Frühstück:** Paleo Red Flannel Hash
- **Mittagessen:** Deluxe-Burgersalat mit Tempeh-Speck
- **Abendessen:** Gebackener Lachs mit Zitronen-Dill-Sauce
- **Nachtisch/Snack:** Mit Honig gebackener Vanillepudding
- **Getränk/Getränk:** Chia Fresca

Tag 5:

- **Frühstück:** Eier mit sautierten Schalotten und Gemüse
- **Mittagessen:** Ingwer-Frühlingszwiebel-Fleischbällchen mit Miso-Kichererbsen-Dip
- **Abendessen:** Lammkebabs mit Tzatziki
- **Nachtisch/Snack:** Pekannuss-Dattel-Träume
- **Getränk/Getränk:** Petersilientee

Tag 6:

- **Frühstück:** Pikante Spinat-Feta-Haferflocken-Bowl
- **Mittagessen:** Mit Bresaola umwickelter Spargel vom Rind
- **Abendessen:** Spaghettikürbis mit Marinara
- **Nachtisch/Snack:** Orangencremesicles
- **Getränk/Getränk:** Zitrusspritzer

Tag 7:

- **Frühstück:** Lachssalat-Wraps mit Avocado und Kapern
- **Mittagessen:** Hähnchenspiesse mit Gemüsespießen
- **Abendessen:** Pastinaken-Salbei-Risotto
- **Nachtisch/Snack:** Gesunde Funfetti-Proteinriegel
- **Getränk/Getränk:** Kürbisgewürz-Löwenzahn-Latte

Tag 8:

- **Frühstück:** Nussige Hanfsamen-Frühstückskekse
- **Mittagessen:** Buchweizengrütze mit sautierten Pilzen und Grünkohl

- **Abendessen:** Gebackener Heilbutt mit Knoblauch-Kräuter-Mischbutter

- **Nachtisch/Snack:** Kokos-Macadamia-Granola

- **Getränk/Getränk:** Süßholzwurzeltee

Tag 9:

- **Frühstück:** Sardinensalat auf Roggencrackern

- **Mittagessen:** Tragbare Thunfischtaschen mit frischem Obst

- **Abendessen:** Gegrillter Schwertfisch mit Mango-Avocado-Salsa

- **Nachtisch/Snack:** Mit Honig gebackener Vanillepudding

- **Getränk/Getränk:** Chia Fresca

Tag 10:

- **Frühstück:** Frühstückstacos mit Süßkartoffeln und schwarzen Bohnen

- **Mittagessen:** Garnelen-Saganaki

- **Abendessen:** Irische Colcannon-Suppe

- **Nachtisch/Snack:** Pekannuss-Dattel-Träume

- **Getränk/Getränk:** Petersilientee

Tag 11:

- **Frühstück:** Paleo Red Flannel Hash
- **Mittagessen:** Deluxe-Burgersalat mit Tempeh-Speck
- **Abendessen:** Gebackener Lachs mit Zitronen-Dill-Sauce
- **Nachtisch/Snack:** Orangencremesicles
- **Getränk/Getränk:** Zitrusspritzer

Tag 12:

- **Frühstück:** Eier mit sautierten Schalotten und Gemüse
- **Mittagessen:** Ingwer-Frühlingszwiebel-Fleischbällchen mit Miso-Kichererbsen-Dip
- **Abendessen:** Lammkebabs mit Tzatziki
- **Nachtisch/Snack:** Gesunde Funfetti-Proteinriegel
- **Getränk/Getränk:** Kürbisgewürz-Löwenzahn-Latte

Tag 13:

- **Frühstück:** Pikante Spinat-Feta-Haferflocken-Bowl
- **Mittagessen:** Mit Bresaola umwickelter Spargel vom Rind
- **Abendessen:** Spaghettikürbis mit Marinara
- **Nachtisch/Snack:** Kokos-Macadamia-Granola
- **Getränk/Getränk:** Süßholzwurzeltee

Tag 14:

- **Frühstück:** Lachssalat-Wraps mit Avocado und Kapern
- **Mittagessen:** Hähnchenspiesse mit Gemüsespießen
- **Abendessen:** Pastinaken-Salbei-Risotto
- **Nachtisch/Snack:** Mit Honig gebackener Vanillepudding
- **Getränk/Getränk:** Chia Fresca

Tag 15:

- **Frühstück:** Nussige Hanfsamen-Frühstückskekse
- **Mittagessen:** Buchweizengrütze mit sautierten Pilzen und Grünkohl

- **Abendessen:** Gebackener Heilbutt mit Knoblauch-Kräuter-Mischbutter
- **Nachtisch/Snack:** Pekannuss-Dattel-Träume
- **Getränk/Getränk:** Petersilientee

Tag 16:

- **Frühstück:** Sardinensalat auf Roggencrackern
- **Mittagessen:** Tragbare Thunfischtaschen mit frischem Obst
- **Abendessen:** Gegrillter Schwertfisch mit Mango-Avocado-Salsa
- **Nachtisch/Snack:** Orangencremesicles
- **Getränk/Getränk:** Zitrusspritzer

Tag 17:

- **Frühstück:** Frühstückstacos mit Süßkartoffeln und schwarzen Bohnen
- **Mittagessen:** Garnelen-Saganaki
- **Abendessen:** Irische Colcannon-Suppe
- **Nachtisch/Snack:** Gesunde Funfetti-Proteinriegel

- **Getränk/Getränk:** Kürbisgewürz-Löwenzahn-Latte

Tag 18:

- **Frühstück:** Paleo Red Flannel Hash
- **Mittagessen:** Deluxe-Burgersalat mit Tempeh-Speck
- **Abendessen:** Gebackener Lachs mit Zitronen-Dill-Sauce
- **Nachtisch/Snack:** Kokos-Macadamia-Granola
- **Getränk/Getränk:** Chia Fresca

Tag 19:

- **Frühstück:** Eier mit sautierten Schalotten und Gemüse
- **Mittagessen:** Ingwer-Frühlingszwiebel-Fleischbällchen mit Miso-Kichererbsen-Dip
- **Abendessen:** Lammkebabs mit Tzatziki
- **Nachtisch/Snack:** Mit Honig gebackener Vanillepudding
- **Getränk/Getränk:** Süßholzwurzeltee

Tag 20:

- **Frühstück:** Pikante Spinat-Feta-Haferflocken-Bowl
- **Mittagessen:** Mit Bresaola umwickelter Spargel vom Rind
- **Abendessen:** Spaghettikürbis mit Marinara
- **Nachtisch/Snack:** Orangencremesicles
- **Getränk/Getränk:** Zitrusspritzer

Tag 21:

- **Frühstück:** Lachssalat-Wraps mit Avocado und Kapern
- **Mittagessen:** Hähnchenspiesse mit Gemüsespießen
- **Abendessen:** Pastinaken-Salbei-Risotto
- **Nachtisch/Snack:** Gesunde Funfetti-Proteinriegel
- **Getränk/Getränk:** Kürbisgewürz-Löwenzahn-Latte

Tag 22:

- **Frühstück:** Nussige Hanfsamen-Frühstückskekse
- **Mittagessen:** Buchweizengrütze mit sautierten Pilzen und Grünkohl

- **Abendessen:** Gebackener Heilbutt mit Knoblauch-Kräuter-Mischbutter
- **Nachtisch/Snack:** Pekannuss-Dattel-Träume
- **Getränk/Getränk:** Petersilientee

Tag 23:

- **Frühstück:** Sardinensalat auf Roggencrackern
- **Mittagessen:** Tragbare Thunfischtaschen mit frischem Obst
- **Abendessen:** Gegrillter Schwertfisch mit Mango-Avocado-Salsa
- **Nachtisch/Snack:** Orangencremesicles
- **Getränk/Getränk:** Zitrusspritzer

Tag 24:

- **Frühstück:** Frühstückstacos mit Süßkartoffeln und schwarzen Bohnen
- **Mittagessen:** Garnelen-Saganaki
- **Abendessen:** Irische Colcannon-Suppe
- **Nachtisch/Snack:** Gesunde Funfetti-Proteinriegel

- **Getränk/Getränk:**   Kürbisgewürz-Löwenzahn-Latte

Tag 25:

- **Frühstück:** Paleo Red Flannel Hash
- **Mittagessen:** Deluxe-Burgersalat mit Tempeh-Speck
- **Abendessen:** Gebackener Lachs mit Zitronen-Dill-Sauce
- **Nachtisch/Snack:** Kokos-Macadamia-Granola
- **Getränk/Getränk:** Chia Fresca

Tag 26:

- **Frühstück:** Eier mit sautierten Schalotten und Gemüse
- **Mittagessen:**   Ingwer-Frühlingszwiebel-Fleischbällchen mit Miso-Kichererbsen-Dip
- **Abendessen:** Lammkebabs mit Tzatziki
- **Nachtisch/Snack:** Mit Honig gebackener Vanillepudding

- **Getränk/Getränk:** Süßholzwurzeltee

Tag 27:

- **Frühstück:** Pikante Spinat-Feta-Haferflocken-Bowl
- **Mittagessen:** Mit Bresaola umwickelter Spargel vom Rind
- **Abendessen:** Spaghettikürbis mit Marinara
- **Nachtisch/Snack:** Orangencremesicles
- **Getränk/Getränk:** Zitrusspritzer

Tag 28:

- **Frühstück:** Lachssalat-Wraps mit Avocado und Kapern
- **Mittagessen:** Hähnchenspiesse mit Gemüsespießen
- **Abendessen:** Pastinaken-Salbei-Risotto
- **Nachtisch/Snack:** Gesunde Funfetti-Proteinriegel
- **Getränk/Getränk:** Kürbisgewürz-Löwenzahn-Latte

Tag 29:

- **Frühstück:** Nussige Hanfsamen-Frühstückskekse
- **Mittagessen:** Buchweizengrütze mit sautierten Pilzen und Grünkohl
- **Abendessen:** Gebackener Heilbutt mit Knoblauch-Kräuter-Mischbutter
- **Nachtisch/Snack:** Pekannuss-Dattel-Träume
- **Getränk/Getränk:** Petersilientee

Tag 30:

- **Frühstück:** Sardinensalat auf Roggencrackern
- **Mittagessen:** Tragbare Thunfischtaschen mit frischem Obst
- **Abendessen:** Gegrillter Schwertfisch mit Mango-Avocado-Salsa
- **Nachtisch/Snack:** Orangencremesicles
- **Getränk/Getränk:** Zitrusspritzer

KAPITEL 4

Abschluss

Wenn Sie die letzten Seiten dieses „Schilddrüsen-Kochbuchs für Anfänger" erreichen, nehmen Sie sich einen Moment Zeit, um über die bemerkenswerte Reise nachzudenken, die Sie unternommen haben.

Aus der anfänglichen Unsicherheit und Verwirrung, die möglicherweise mit Ihrer Schilddrüsenerkrankung einherging, sind Sie nun zum kulinarischen Vorreiter geworden, ausgestattet mit dem Wissen und den Werkzeugen, um Ihren Körper zu nähren und Ihre Schilddrüsengesundheit durch die Kraft der Nahrung zu unterstützen.

Auf diesen Seiten haben Sie eine Fülle köstlicher Rezepte entdeckt, die nicht nur auf die besonderen Bedürfnisse Ihrer Schilddrüse eingehen, sondern auch die lebendigen Aromen und Düfte hervorheben, die das Essen zu einem wahren Vergnügen machen.

Jedes Gericht wurde sorgfältig zusammengestellt, um Ihnen die Nährstoffe zu bieten, die Sie verdienen, und gleichzeitig das empfindliche Gleichgewicht zu wahren, das für eine optimale Schilddrüsenfunktion erforderlich ist.

Aber dieses Buch ist mehr als nur eine Rezeptsammlung; Es ist ein Beweis für die Widerstandskraft und Entschlossenheit, die in Ihnen steckt.

Indem Sie sich die Prinzipien der Schilddrüsendiät zu eigen machen und die beschriebenen praktischen Strategien einbeziehen, haben Sie einen wichtigen Schritt in Richtung Selbststärkung und Wiedererlangung der Kontrolle über Ihr Wohlbefinden gemacht.

Nehmen Sie auch in Zukunft die unschätzbar wertvollen Lektionen und Erkenntnisse mit, die Sie aus diesem kulinarischen Abenteuer gewonnen haben. Lassen Sie jede Mahlzeit eine Feier des Lebens sein, eine Erinnerung an die unglaubliche Kraft der Nahrung, nicht nur unseren Körper, sondern auch unsere Seele zu nähren.

Erleben Sie die Freude am Kochen und genießen Sie jeden Bissen in dem Wissen, dass Sie aktiv zu Ihrer allgemeinen Gesundheit und Vitalität beitragen.

Denken Sie daran, dass dies nicht das Ende, sondern der Beginn einer neu entdeckten Wertschätzung für das unglaubliche Geschenk der Nahrung ist.

Gehen Sie jede Mahlzeit mit Neugier und Staunen an und entdecken Sie weiterhin neue Geschmacksrichtungen und Kombinationen, die sowohl Freude als auch Ausgeglichenheit für Ihre Schilddrüse und Ihr Wohlbefinden bringen.

Herzlichen Glückwunsch, dass Sie sich auf diese transformative Reise begeben haben. Möge dieses Buch ein ständiger Begleiter sein und Sie zu einem Leben voller kulinarischer Genüsse, Schilddrüsenharmonie und neuer Lebensfreude führen.

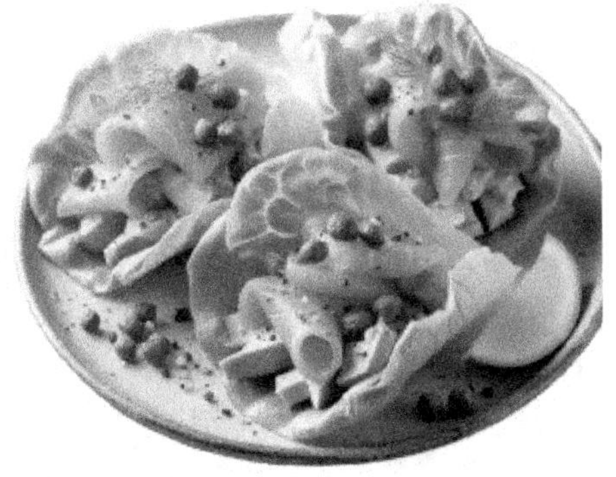